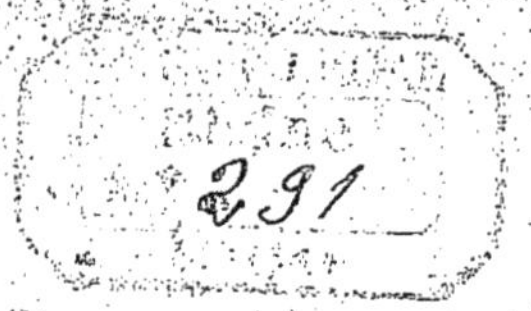

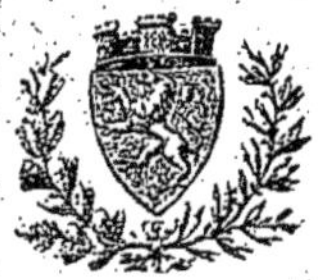

Dʀ PIERRE DO

De

L'Épididymo-Orchite

Typhique

(Épididymo-Orchite

survenant dans le cours et dans la convalescence

de la Fièvre typhoïde).

LYON. — IMP. A REY

DE

L'ÉPIDIDYMO-ORCHITE TYPHIQUE

(ÉPIDIDYMO-ORCHITE SURVENANT DANS LE COURS ET DANS LA CONVALESCENCE DE LA FIÈVRE TYPHOIDE)

DE

L'ÉPIDIDYMO-ORCHITE

TYPHIQUE

(EPIDIDYMO-ORCHITE
SURVENANT DANS LE COURS ET DANS LA CONVALESCENCE
DE LA FIÈVRE TYPHOÏDE)

PAR

Le Dr Pierre DO

Eleve de l'Ecole du Service de Santé Militaire.

～～⌘～～

LYON

A. REY, IMPRIMEUR-ÉDITEUR DE L'UNIVERSITÉ

4, RUE GENTIL, 4

—

1900

Arrivé au terme de nos études médicales, c'est un devoir bien doux pour nous d'offrir le témoignage public de notre reconnaissance à tous ceux qui nous ont porté de l'intérêt, témoigné de la sympathie ou aidé de leurs conseils.

A M. le professeur Poncet revient l'idée première de ce travail. Souvent nous avons eu recours à ses conseils et toujours nous avons été reçu avec une extrême bienveillance. Aujourd'hui, il nous fait l'insigne honneur d'accepter la présidence de notre thèse. Que ce maître éminent, dont nous avons suivi avec intérêt les savantes leçons cliniques pendant nos trois années d'école, veuille bien accepter l'expression de notre respectueuse gratitude.

Nous unissons dans un même sentiment de reconnaissance nos maîtres de la Faculté de médecine de Montpellier, qui ont guidé nos premiers pas dans la carrière médicale, ceux de la Faculté de Lyon et nos chefs de l'École du Service de Santé militaire qui nous ont témoigné quelque intérêt.

Parmi nos camarades de promotion, nous sommes

heureux de compter d'excellents amis à qui nous devons tous les bons moments de notre séjour à l'École. Qu'ils soient assurés que la solide amitié qui nous unit ne saurait être ébranlée par la séparation prochaine.

DE

L'ÉPIDIDYMO-ORCHITE TYPHIQUE

(Épididymo-orchite survenant dans le cours
et dans la convalescence de la fièvre typhoïde)

INTRODUCTION ET HISTORIQUE

L'orchite typhoïdique a été signalée pour la première
fois, en France, par Velpeau[1] : « On voit, dit-il, à la fin
de quelques fièvres graves, de la dothiénentérie, de la
variole, de certaines inflammations articulaires, de certaines maladies étendues des os, de l'infection purulente,
une orchite aiguë apparaître sans cause appréciable. »

Cogombles[2], dans son travail inaugural sur l'orchite
aiguë, disait dans un chapitre intitulé : de l'orchite symp-
tomatique des fièvres graves ou des états affectifs profonds
de l'économie : « Nous ne mentionnons que pour remplir
notre cadre ces variétés d'orchite ; car, dépendantes de
l'état général qui les a fait naître, elles lui empruntent
leur gravité et ne sont guère l'objet d'indications spé-
ciales.

---

[1] Velpeau, *Dictionnaire de médecine ou répertoire général
des sciences médicales*.

[2] Thèse de Paris, *De l'orchite aiguë*, 1858.

C'est dans le cours de la fièvre typhoïde, de la variole, de l'infection purulente, des fièvres hectiques consécutives à des lésions osseuses graves que l'on note quelquefois l'invasion de cette espèce d'orchite aiguë.

« C'est là, ajoute-t-il, un phénomène cachectique analogue aux abcès, aux gangrènes que l'on rencontre parfois sur divers points du corps, aux localisations des états inflammatoires généraux. »

Zoucas [1] fait mention de cette complication de la fièvre typhoïde dans sa thèse sur l'orchite aiguë.

En 1860, Hardy [2] dans son étude sur les inflammations du testicule signale également les orchites que l'on observe dans « les épidémies d'oreillons, de fièvre typhoïde, dans l'infection purulente, le rhumatisme, la variole et les maladies inflammatoires portant une atteinte profonde sur l'économie. »

Nélaton [3] mentionne l'orchite typhoïdique dans son *Traité de chirurgie*.

En 1864, Chedevergne [4] publie une observation d'orchite post-typhique très incomplète.

Bouchut [5] donne une observation également incomplète en 1862.

---

[1] Zoucas, *De l'orchite aiguë* (thèse de doctorat, Paris, 1858).

[2] Hardy, *Etudes sur les inflammations du testicule et principalement sur l'épididymite et l'orchite blennorragique*, (th. de doct. Paris, 1859).

[3] Nélaton, *Pathologie chirurgicale*, 1859.

[4] Chedevergne, *De la fièvre typhoïde et de ses manifestations* 1864.

[5] Bouchut, *Traité des maladies des nouveau-nés*, 1867.

Il faut arriver en 1873 pour trouver une observation complète d'orchite typhoïdique publiée par Hanot[1].

Un an plus tard, Cervelle[2] rapporte dans sa thèse de doctorat deux observations détaillées d'orchites consécutives à des fièvres typhoïdes.

En 1877, Widal[3] réunit dans un travail qu'il présente à la Société clinique trois cas d'orchite typhique dont il essaie d'expliquer la pathogénie.

L'année suivante Sabourin[4] lit à la même société une nouvelle observation de fièvre typhoïde compliquée d'orchite.

Hanot[5] publie la même année, dans les *Archives de médecine*, sur l'orchite typhique, une revue clinique dans laquelle il rapporte trois nouvelles observations.

On trouve dans la littérature médicale anglaise en 1882 quelques observations d'orchite dans la fièvre de Malte à forme gastrique, dont le Dr Duffey[6] reconnaît l'identité avec la fièvre typhoïde.

Ellis[7] note quatre cas d'orchite consécutifs à des fièvres de Malte.

[1] Hanot, *Bull. de la Société anatomique de Paris*, 1873.

[2] Cervelle, *Considérations sur une variété d'orchite aiguë compliquant certaines fièvres graves* (th. de Paris, 1874).

[3] Widal, Fièvres typhoïdes compliquées d'orchite (*Bull. Soc. clinique de Paris*, 1877).

[4] Sabourin, *Orchite parenchymateuse dans la convalescence de la fièvre typhoïde*, 1878.

[5] Hanot, Orchite dans la fièvre typhoïde (*Arch. générales de médecine*, 1878).

[6] Duffey, *The Lancet*, 1881.

[7] Ellis, *The Lancet*, 1881.

Peu de temps après, Hamilton[1] et Hanly publient deux observations très intéressantes d'orchite typhique.

En 1883, Ollivier[2] écrit un mémoire sur cette complication de la dothiénenterie. Rassemblant les observations publiées jusqu'à cette époque, il ajoute lui-même trois observations détaillées et décrit, avec la plus grande exactitude, les symptômes de l'orchite typhique.

Depuis cette époque quelques faits épars ont été publiés.

Cette complication est très rare et des médecins qui ont observé un grand nombre de dothiénentéries n'ont jamais eu l'occasion de la noter.

En consultant la grande statistique de 8141 cas réunis par Brand où sont consignées toutes les complications survenues, on remarque que celle-ci n'a pas été notée. On ne trouve pas l'épididymo-orchite signalée au chapitre des complications dans les 1926 fièvres typhoïdes de 1578-1879 ni dans les 4671 cas qui ont été relevés dans l'armée allemande.

Nous avons pu réunir trente-sept cas d'épididymo-orchite typhique dans la littérature médicale.

M. le professeur Poncet a observé un cas d'épididymo-orchite typhique, qu'il a eu l'obligeance de nous communiquer ; nous-même avons eu l'occasion d'observer cette complication chez un soldat atteint de dothiénentérie, à l'hôpital Villemanzy.

C'est d'après ces trente-neuf observations que nous

[1] Hamilton, *The Lancet*, 1882.

[2] Ollivier, C ntribution à l'étude de l'orchite typhoïdique (*Revue de médecin°*, 1883).

décrirons la symptomatologie et la marche de cette affection.

Après avoir consacré le premier chapitre à l'étiologie et à la pathogénie de l'orchi-épididymite typhique, nous étudierons l'anatomie pathologique et la symptomatologie dans le deuxième chapitre.

Le troisième chapitre comprendra la marche et la durée de l'affection, le quatrième le diagnostic et le pronostic. Dans le cinquième chapitre seront réunies les observations. Le traitement fera l'objet du sixième chapitre.

CHAPITRE PREMIER

ÉTIOLOGIE ET PATHOGÉNIE

ÉTIOLOGIE

Il est fort difficile de préciser la cause immédiate de l'orchite dans la dothiénentérie.

Les influences climatologique et saisonnière invoquées par certains auteurs ne sauraient être admises. Le fait que les orchites sont plus fréquentes, en automne, s'explique très bien par le grand nombre de fièvres typhoïdes qui apparaissent à cette période de l'année.

L'âge semble n'être qu'un facteur secondaire. Parmi les 39 observations d'orchite typhoïdique que nous avons pu réunir, l'âge est indiqué 31 fois. Nous voyons que cette complication est notée 4 fois chez des sujets de moins de dix-sept ans, 21 fois chez des sujets de dix-sept à vingt-cinq ans, 6 fois elle apparaît chez des individus plus âgés sans dépasser toutefois quarante-sept ans.

Ce résultat ne doit pas nous surprendre, car c'est entre dix-sept et vingt-cinq ans que la fièvre typhoïde a son maximum de fréquence.

On ne doit point chercher la cause de cette orchite dans

un traumatisme antérieur ou dans une maladie du testicule : blennorragie ou syphilis.

Nous avons relevé trois fois seulement ces maladies et de nombreux sujets atteints de blennorragie ont vu leur fièvre typhoïde évoluer sans complication testiculaire.

Les mauvaises conditions hygiéniques antérieures constitueraient d'après certains auteurs une prédisposition très marquée à l'orchite. En effet, Duffay et Harrison l'ont observée chez des soldats qui avaient pris part à une campagne. Hanot l'a remarquée chez des prisonniers.

Dans un très grand nombre de cas, on se trouve en présence de sujets affaiblis ou ayant vécu dans de mauvaises conditions hygiéniques, mais il faut reconnaître que ces raisons ne peuvent pas être invoquées pour tous les malades.

La gravité de la dothiénentérie ne paraît pas avoir une influence bien sensible : 3 fois la dothiénentérie était légère, 25 fois d'intensité moyenne, dans 3 observations elle a présenté une certaine gravité, 3 fois elle avait pris la forme adynamique.

L'orchite appartient surtout aux cas de moyenne intensité.

PATHOGÉNIE

Les théories proposées pour expliquer la pathogénie de l'orchi-épididymite dans la fièvre typhoïde sont nombreuses.

Les médecins anglais enlèvent l'orchite à l'action directe du bacille d'Eberth pour l'attribuer au rhumatisme.

Dans le plus grand nombre de cas, il n'est pas possible

de trouver cette maladie ; l'orchite rhumatismale est d'ailleurs très rare et se distingue de l'orchite typhoïdique par
des caractères que nous indiquerons dans un autre chapitre.

Bucquoy a accusé la masturbation provoquée par le
réveil de la vitalité génitale au moment de la convalescence.

Cette théorie ne peut être acceptée, car les orchites de
ce genre sont exceptionnelles et on n'a jamais constaté
que la masturbation fût plus fréquente après la fièvre
typhoïde qu'après les autres maladies. D'ailleurs cette
cause ne pourrait pas être invoquée dans les cas où la
poussée testiculaire a lieu pendant la période d'état.

Widal attribue l'évolution de l'orchite à la production
d'une thrombose des vaisseaux testiculaires, à une phleg-
matia alba dolens du plexus du cordon.

Il est absolument indiscutable que la fièvre typhoïde
peut comme la plupart des maladies infectieuses déterminer
des coagulations intra-vasculaires. Les vaisseaux testiculaires peuvent en être le siège et on constate alors ce qu'a
observé Widal (obs. VII) : œdème plus ou moins brusque
d'intensité variable, dilatation des veines superficielles et
engouement des veines du cordon.

Il faut reconnaître que le cas cité par Widal est le seul
où se sont produits de tels symptômes. On ne peut donc
pas généraliser et voir dans toutes les orchites de la fièvre
typhoïde la conséquence d'une thrombose. D'ailleurs,
dans la plupart des cas, en l'absence d'autopsie, les symptômes cliniques plaident bien plus en faveur d'une inflammation testiculaire.

L'orchi-épididymite typhoïdique est-elle une infection

secondaire, c'est-à-dire « un désordre microbien se greffant sur la maladie primitive causée elle-même par un autre agent pathogène » ? Est-elle le résultat d'une localisation du bacille d'Eberth arrivé par la voie sanguine?

Dans les cas simples, les ponctions faites dans le parenchyme testiculaire ont donné un liquide qui, par des ensemencements nombreux a toujours produit des cultures pures de bacilles d'Eberth.

On peut donc conclure que le bacille d'Eberth vient par la voie sanguine, comme l'admettent Sabourin et Huchard, s'arrêter dans l'épididyme et dans le parenchyme testiculaire pour y produire une inflammation.

Certains auteurs ont voulu voir dans tous les cas de forme suppurée, le résultat d'une infection secondaire venant de l'urètre. A l'appui de leur théorie, ils citent des cas où l'orchite a été précédée d'urétrite, des cas où l'épididymite survenue la première l'emporte sur l'orchite par la gravité et la ténacité. Cependant, ces symptômes qui paraissent démontrer l'origine urétrale de l'infection ont été rencontrés dans des cas où le contrôle bactériologique a démontré l'existence de bacille d'Eberth pur (obs. XXVI, XXVII).

Nous ne pouvons pas admettre comme preuve de l'infection secondaire l'apparition tardive de l'orchite pendant la convalescence. Ne voit-on pas souvent, en effet, des ostéo-périostites et des ostéomyélites à bacille d'Eberth apparaître plusieurs semaines et même plusieurs mois, après la fin de la dothiénentérie qui leur a donné naissance. Nous ne devons pas cependant rejeter complètement l'infection secondaire : Frœnkel, en examinant un malade atteint d'épididymite suppurée pendant la convalescence d'une fièvre typhoïde, a trouvé, dans le pus, des bacilles pyogènes et non le bacille typhique.

Dans les parotidites, les abcès et myosites de la fièvre typhoïde, on trouve le plus souvent le bacille d'Eberth associé à d'autres microbes pyogènes, le testicule peut être comme ces divers organes le siège d'une infection secondaire.

« Dans la fièvre typhoïde, dit Chantemesse, tout concourt à favoriser la pénétration et la pullulation dans l'économie de germes étrangers au virus typhique lui-même, l'altération de toute l'économie pendant une maladie fort longue, la faiblesse qui en est la suite... et surtout l'entrave mise aux procédés de défense de l'organisme par la présence dans le sang des toxines élaborées par la première infection. »

Les recherches bactériologiques faites dans plusieurs cas d'orchite typhique suppurée permettent d'affirmer que, si la suppuration peut être le fait d'une infection secondaire, elle doit être le plus souvent le fait du bacille d'Eberth.

CHAPITRE II

ANATOMIE PATHOLOGIQUE
EXAMEN BACTÉRIOLOGIQUE

L'orchite typhoïdique est toujours unilatérale et plus fréquente du côté droit. Parmi les 31 observations où le siège de la complication a été noté, nous la voyons atteindre 19 fois la glande droite et 14 fois la gauche.

Le scrotum est assez souvent rouge et tendu, mais la tuméfaction et la tension scrotale ne sont jamais très développées; la peau ne perd pas son état plissé habituel.

Dans neuf cas le testicule seul a été atteint, nous n'avons noté qu'un cas où l'inflammation n'a porté que sur l'épididyme. Le tableau clinique le plus fréquent est celui où les deux organes sont pris à la fois; il s'agit, en somme, d'une orchi-épididymite dans laquelle la tuméfaction de l'un ou de l'autre organe est prédominante.

La tuméfaction du testicule est générale, son volume dépasse rarement celui d'un œuf.

L'épididyme présente une induration tantôt généralisée à tout l'organe, tantôt limitée à certains points qui constituent des noyaux appréciables au toucher.

L'inflammation gagne le plus souvent le cordon qui est doublé ou triplé de volume.

La vaginale est rarement atteinte. Lorsqu'elle contient un exsudat, celui-ci est très peu abondant.

Les lésions microscopiques ont été rarement étudiées. Fénoménow a signalé des altérations siégeant surtout dans l'épithélium des conduits séminifères et dans la tunique des vaisseaux sanguins ; elles consistent en une dégénérescence granulo-graisseuse prédominante dans l'épithélium des vaisseaux.

Hanot a étudié avec soin une portion de testicule éliminée dans un cas d'orchite suppurée. Il a trouvé des tubes testiculaires à épithélium plus ou moins altéré remplis d'éléments embryonnaires, de leucocytes et de fines granulations, les unes obscures, la plupart transparentes.

Nous avons rapporté dans l'observation III, les altérations microscopiques décrites par Hanot.

Les recherches bactériologiques ont démontré la présence du bacille d'Eberth dans les parties enflammées.

Widal et Chantemesse ont trouvé des bacilles dans les testicules de typhiques ayant succombé à la période d'état.

Une goutte de liquide retirée par ponction du parenchyme testiculaire dans des cas d'orchite simple (obs. XXVII) a donné des colonies de bacille d'Eberth pur.

Dans certains cas où l'orchite a évolué vers la suppuration, le pus ensemencé à plusieurs reprises (obs. XXI, XXII, XXIII, XXIV, XXVIII) dans des milieux de cultures différents a produit du bacille d'Eberth sans autre micro-organisme.

Nous n'avons trouvé dans la littérature médicale qu'un cas d'épididymo-orchite typhique dû à des microbes pyogènes autres que le bacille d'Eberth.

Frœnkel, chez un malade atteint d'épididymite suppurée pendant la convalescence d'une fièvre typhoïde, trouva une prostatite coexistante et, dans le pus, des microbes pyogènes, et non le bacille typhique.

SYMPTOMATOLOGIE

L'orchi-épididymite éclate le plus habituellement pendant la convalescence, on la voit rarement survenir pendant la période d'état et évoluer avec la fièvre typhoïde elle-même.

Elle s'est montrée douze fois dans le cours de la fièvre même: une fois le 4e jour (Hanot), une fois le 7e jour (Guyon), trois fois du 10e au 16e jour, cinq fois du 20e au 25e jour, deux fois à la fin de la maladie.

Chez le petit malade observé par M. le professeur Poncet la poussée testiculaire débuta au cours d'une rechute.

Nous avons relevé 26 cas où la complication testiculaire a fait son apparition pendant la convalescence à des époques variées: huit fois dans les 5 premiers jours, cinq fois du 10e au 12e, deux fois du 15e au 17e, trois fois du 20e au 25e jour.

Dans les huit autres observations, on n'a pas noté la date exacte du début de l'orchite.

La maladie s'annonce par une douleur locale fort vive et une recrudescence des phénomènes fébriles.

Cette ascension brusque de la température est d'autant

plus frappante qu'elle se fait en pleine convalescence ; elle
est précédée le plus souvent de frissons, de ballonnement
de l'abdomen et a pu faire croire au premier abord à une
rechute de la dothiénentérie. Hanot a vu des vomis-
sements précéder l'orchite.

Dans certains cas on a signalé des prodromes : douleur
à la fin de la miction (obs. XXV, XXVI) sensation de
chaleur et de pesanteur dans les bourses.

L'établissement de la maladie d'une façon lente et gra-
duelle s'observe dans une égale proportion.

Chez le malade de l'observation XXIX nous avons
constaté une élévation brusque de la température, mais la
douleur était à peine accusée. Le testicule était considérablement augmenté de volume ainsi que l'épididyme et
cependant le malade n'avait ressenti que de légers fourmillements dans les organes atteints. Ces fourmillements
avaient d'ailleurs rapidement disparu, laissant le testicule,
l'épididyme et le cordon absolument indolores spontanément et à la pression.

Il faut reconnaître que ce cas est tout à fait exceptionnel.
On voit, le plus souvent, la douleur assez vive s'irradier
dans l'aine, mais rarement dans la région lombaire. Les
souffrances sont généralement exaspérées par les mouve-
ments et les froissements de la glande, dont le malade supporte difficilement l'exploration.

Le cordon, dont nous avons signalé l'augmentation de
volume, est le plus souvent le siège de tiraillements et
d'élancements douloureux, que la pression rend plus
pénibles.

Cet état ne persiste que peu de jours ; très rapidement,
on voit ces phénomènes douloureux disparaître ou s'atté-

nuer. La tuméfaction du testicule et de l'épididyme coïncide souvent avec des accidents du côté des voies urinaires.

Les malades observés par Widal, Augagneur, Messerer et Gasser avaient du pus dans l'urine (obs. XXVII).

Sadrain, Berthoud, Barjon et Sallès ont vu leurs malades présenter un catarrhe urétral assez violent (obs. XXV, XXVI, XXVIII).

Dans les observations de Larquier, de Messerer et Gasser on note la cuisson pendant la miction (obs. XVII, XXVII).

Widal, Messerer et Gasser ont signalé des hématuries qui ont duré plusieurs jours, au moment où est apparue la poussée testiculaire.

On peut voir des lésions sur divers points du corps évoluer en même temps que l'orchi-épididymite.

Le malade de Bouchut avait une parotidite (obs. I). Dans l'observation de Berthoud, on constate que le sujet présentait deux petits abcès ganglionnaires, siégeant l'un à la région sous-maxillaire, l'autre au-devant de l'oreille, du côté droit (obs. XXV).

Chez l'enfant examiné par M. le professeur Poncet, l'épididymo-orchite était concomitante d'une ostéo-périostite de l'extrémité supérieure du cubitus (obs. XXX).

Lorsque l'inflammation aboutit à la purulence, les symptômes ne diffèrent pas sensiblement de ceux de la forme simple : la fièvre est plus élevée, la douleur locale plus aiguë. La douleur est plus persistante et semble se localiser en un point où il est aisé de sentir la fluctuation.

CHAPITRE III

MARCHE, DURÉE DE L'AFFECTION

Les symptômes locaux, qui s'étaient aggravés le deuxième et le troisième jour, diminuent sensiblement le quatrième. Le gonflement est moins intense, la douleur s'amende notablement au bout de peu de temps, le malade n'éprouve aucune souffrance; il peut se lever sans fatigue et une pression assez forte de son testicule ne provoque pas de douleur.

En général, quatre à cinq jours suffisent pour amener la cessation de tout symptôme grave et l'absence de fièvre.

La résolution complète peut être retardée par une rechute (obs. XXIV, XXVI).

Parmi les 31 cas d'orchite simple que nous avons recueillis, la durée exacte de la complication testiculaire et épididymaire a été notée 19 fois. Elle a été de six à neuf jours dans 6 cas, de dix jours dans 4 cas, de quatorze à dix-sept jours dans 5 cas, et de dix-huit à vingt-deux jours dans 4 cas.

Lorsque l'inflammation aboutit à la purulence, les symptômes aigus persistent plus longtemps.

La peau du scrotum est plus rouge et plus œdématiée que dans les cas simples.

Tantôt il se forme un abcès aigu dont l'ouverture est rapide, tantôt, au contraire, l'abcès reste longtemps avant de s'ouvrir ; dans 4 cas de suppuration, la guérison est arrivée après seize, vingt-trois, trente-cinq et quarante jours.

CHAPITRE IV

DIAGNOSTIC ET PRONOSTIC

DIAGNOSTIC

L'orchi-épididymite typhique se distingue par plusieurs
caractères des orchites ayant pour cause une infection
générale ou la blennorragie.

L'orchite rhumatismale, signalée par Stoll, apparaît au
cours d'une attaque de rhumatisme, la précède ou la suit
de près. Elle atteint les enveloppes fibreuses du testicule,
de l'épididyme et surtout la tunique vaginale, dans laquelle
on voit se produire un exsudat très abondant. La douleur
est intense.

Dans l'orchi-épididymite typhique, c'est le testicule
même qui est enflammé; on trouve rarement de l'épanchement dans la vaginale; lorsqu'il existe, il est très peu
abondant. La douleur n'est pas, en général, aussi intense
que dans la forme précédente.

L'inflammation testiculaire de la fièvre typhoïde est toujours unilatérale, très exceptionnellement elle reste limitée
à l'épididyme, enfin son évolution est généralement
rapide. Dans la blennorragie, le gonflement de l'épididyme est tout à fait caractéristique, le testicule n'est que

peu ou pas touché, la tunique vaginale est toujours enflammée. La peau du scrotum est rouge, chaude, tendue, œdémateuse.

Quelquefois les deux testicules ou mieux les deux épididymes sont envahis successivement.

On a observé un cas d'épididymite typhoïdique avec distension de la vaginale par un exsudat abondant (Augagneur). Cette variété, qui ressemblait en tous points à une complication blennorragique, est une rareté.

L'orchite des oreillons se rapproche beaucoup, par sa marche et sa durée, de l'orchite typhoïdique. On ne trouve pas de liquide dans la vaginale, mais ce qui les différencie c'est la terminaison, en effet, l'atrophie est la conséquence de l'orchite ourlienne dans les deux tiers des cas, tandis qu'elle fait très rarement suite à l'épididymo-orchite typhoïdique.

PRONOSTIC.

L'épididymo-orchite de la fièvre typhoïde est une complication assez grave, puisque parmi les trente-neuf observations que nous avons réunies, nous relevons huit cas de suppuration.

La terminaison la plus habituelle de la forme non suppurée est la guérison complète. Nous avons constaté huit fois la persistance d'un petit noyau induré sur l'épididyme.

Contrairement à ce qui se passe dans les oreillons, où Laveran a observé l'atrophie dans les deux tiers des cas, l'épididymo-orchite typhique évolue rarement vers atrophie. Nous avons relevé deux cas d'atrophie dans la forme simple (Ollivier, Hanot).

Le plus souvent, lorsque la suppuration s'établit, on voit la cicatrisation se faire après l'élimination d'une portion plus ou moins grande du testicule atteint.

Dans trois cas, l'organe entier a subi la fonte purulente.

L'orchi-épididymite typhique, quelle que soit sa forme, ne semble pas avoir d'influence sur l'état général.

Il en est de même dans toutes les suppurations osseuses dues au bacille d'Eberth, où l'état général se maintient excellent.

OBSERVATIONS

Observation I (résumée).

*Orchi-épididymite gauche survenue au onzième jour
d'une fièvre typhoïde.*

Jeune homme de dix-sept ans qui n'a jamais eu de blennorragie, est atteint de fièvre typhoïde. Le onzième jour il est pris d'un gonflement testiculaire avec accroissement de l'épididyme à gauche.

Observation II (résumée).

(Bouchut, *Traité des maladies des nouveau-nés*, 1867.)

*Orchi-épididymite gauche au vingtième jour d'une fièvre
typhoïde, compliquée de parotidite gauche.*

Un enfant de quatre ans est atteint de fièvre typhoïde, qui se complique d'une parotidite gauche. Le vingtième jour, le scrotum devient douloureux, se remplit de sérosité ; le testicule, l'épididyme et le cordon à gauche deviennent également douloureux. L'enfant succombe au bout de quelques jours.

Observation III (résumée).

Hanot, *Bull. de la Société anatomique de Paris*, 1873.

Jeune homme âgé de dix-huit ans, entre à l'hôpital Cochin; au vingt et unième jour d'une fièvre typhoïde, le 26 mai 1873.

La dothiénentérie évolue sans incident, et le 16 juin, la fièvre était tombée, la diarrhée avait disparu.

2 juillet. — Le malade est en pleine convalescence ; cependant il ne s'est pas encore levé. Il se plaint de souffrir beaucoup de son testicule droit ; de ce côté le scrotum est rouge, tendu, tuméfié. On constate un léger épanchement dans la tunique vaginale et une augmentation de volume du testicule, qui est douloureux à la moindre pression. Il y a un certain empâtement, de la rénitence de toute la portion inguinale du cordon.

14 juillet. — On trouve un petit abcès superficiel, situé à la partie la plus déclive de la moitié droite du scrotum; il est ouvert avec une lancette et il s'en échappe un dé à coudre de sang mélangé de pus.

Jusqu'au 20 juillet, la petite incision va s'élargissant, elle a le diamètre d'une pièce de 1 franc ; ses bords décollés, taillés à pic, circonscrivent un champignon de substance grisâtre ; au moyen d'une pince, on exerce quelques légères tractions sur cette sorte de bourbillon, et on extrait ainsi une masse irrégulièrement sphérique, qui semble n'adhérer aux parties profondes que par des filaments mous qui s'enlèvent et se rompent très facilement.

Cette masse, d'un gris rougeâtre, mesure 33 millimètres dans son plus grand diamètre, sur 2 centimètres ; elle est creusée d'une sorte de fistule de 15 millimètres, sur une largeur de 4 millimètres qui va du centre à la périphérie, dans le sens du plus grand diamètre ; l'extrémité périphérique correspond à l'orifice cutané. La cavité est remplie d'une substance sèche, jaunâtre, qui, au microscope, apparaît constituée par une matière amorphe, englobant les leucocytes, et un plus grand nombre de petites granulations réfringentes. Il n'existe point d'enveloppe spéciale à la périphérie de la tumeur.

Il est facile de voir au microscope que les filaments sont consti-
tués par des tubes testiculaires remplis pour la plupart d'éléments
embryonnaires.

L'examen microscopique est pratiqué après durcissement par
l'acide picrique et coloration par le carmin. Sur une coupe transversale on voit sur presque toute l'étendue, sauf au centre, les tubes
remplis d'éléments embryonnaires sans aucun vestige d'épithélium.
En ces points, la paroi des tubes est presque partout intacte et se
dessine sous forme d'une petite ligne nette et transparente.

Ces tubes sont séparés par des éléments embryonnaires, parfois
sur une étendue qui égale le diamètre des tubes eux-mêmes, parfois sur une étendue moindre.

Au centre, tout autour de la cavité, les tubes contiennent des
éléments embryonnaires, mais principalement des leucocytes et de
fines granulations, les unes obscures, la plupart transparentes.

Par places, la paroi des tubes n'est plus visible, et alors les leucocytes qu'ils contiennent semblent se continuer directement avec
les mêmes éléments épanchés entre les tubes.

Les parois des vaisseaux sont couvertes d'éléments embryonnaires ; la coupe transversale de quelques-uns de ces vaisseaux est
oblitérée par un caillot.

Cette masse enlevée, on peut reconnaître par le toucher l'épididyme resté à sa place avec la tunique albuginée.

Dix jours après, la plaie était presque entièrement cicatrisée. On
ne trouvait plus dans la moitié droite du scrotum qu'un noyau dur
ayant à peine le tiers du volume du testicule gauche.

A la fin de juillet, le malade quitte l'hôpital complètement guéri.

OBSERVATION IV (résumée).

Cervelle, *Considérations sur une variété d'orchite aiguë
compliquant certaines fièvres graves* (th. de doctorat,
Paris, 1874).

*Orchite aiguë, consécutive à une fièvre typhoïde assez grave,
survenant dans le cours de la convalescence.*

Homme âgé de vingt-trois ans, n'a jamais eu d'autres maladies que la fièvre typhoïde. Aucun traumatisme, pas de syphilis, pas de blennorragie. Pendant sa convalescence, il ressent des douleurs sourdes dans le testicule gauche, il est obligé de s'aliter. La nuit, il a quelques légers frissons, et le matin il s'aperçoit que son testicule est devenu très volumineux.

Le scrotum est rouge, la queue de l'épididyme est gonflée et même indurée ; le cordon qui était indolore au début devient douloureux. Puis, les phénomènes disparaissent graduellement et le malade quitte l'hôpital complètement guéri, ayant encore quelques points d'induration à la queue de l'épididyme. En touchant les bourses, on provoque une douleur tellement vive que le malade se refuse à laisser prolonger la palpation. Cette douleur est réveillée au plus léger contact ; le malade a lui-même remarqué que quand il remue dans son lit, il éprouve une douleur très vive. Dans l'immobilité complète, la douleur n'existe qu'à de rares intervalles.

Le lendemain, en touchant avec ménagement, on reconnaît une tuméfaction générale diffuse sur la face antérieure du testicule. A la partie inférieure de l'organe, plus en arrière, on sent une autre tumeur irrégulière, qui paraît due à un gonflement de la queue de l'épididyme.

Le cordon est engorgé, mais indolore.

L'état général est assez bon, pas de fièvre.

On applique quelques compresses imbibées d'eau blanche.

Cinq jours plus tard, le testicule est bien diminué, la rougeur du scrotum est disparue, l'induration épididymaire persiste sans aucun changement.

La rémission s'accentue davantage, on reconnaît l'induration testiculaire qui très grosse, en noyau à la base, va en s'effilant dans le sens vertical. Le cordon, indolore jusqu'à ce moment, devient beaucoup plus sensible au toucher.

Le testicule devient de plus en plus indolore, son volume diminue et, quarante-quatre jours après le début de la maladie, le malade commence à se lever et à marcher, n'accusant qu'un peu de gêne dans le scrotum.

Le malade quitte l'hôpital complètement guéri, ne gardant de son orchite à la queue de l'épididyme que quelques points d'induration qui semblent devoir persister quelque temps encore.

OBSERVATION V (résumée).

Cervelle (Thèse de doctorat, Paris, 1874).

Orchite aiguë suppurée, consécutive à une fièvre typhoïde assez grave et survenant le quinzième jour de la convalescence.

Homme de vingt-cinq ans, atteint d'une fièvre typhoïde grave.

Le quinzième jour de la convalescence, il ressent dans le testicule droit des douleurs sourdes qui deviennent ensuite très aiguës. En même temps, le testicule augmente de volume. Trois semaines après l'apparition des premiers symptômes, il se forme un abcès que l'on ouvre. A l'examen microscopique, on reconnaît de la matière testiculaire.

Au toucher, on sent sur l'épididyme de petits noyaux indurés. Le malade guérit au bout de deux mois et demi, mais il persiste un sentiment de tension assez forte dans le cordon, qui reste gros.

OBSERVATION VI (résumée).

Widal (*Bulletin de la Société clinique*, 1877).

Orchite et épididymite gauche, survenues le troisième jour de la convalescence d'une fièvre typhoïde à forme adynamique.

Un militaire est atteint de fièvre typhoïde de moyenne intensité à forme adynamique. Le troisième jour de la convalescence, il est pris de frissons suivis de fièvre, éprouve de la pesanteur dans le testicule gauche, qui augmente de volume, mais reste indolore. L'épididyme, peu douloureux, présente un petit noyau induré. Le scrotum est rouge, tendu, mais non œdématié, et les veines du cordon sont développées, tuméfiées. engorgées et molles. Il guérit au bout de huit jours : il ne reste plus qu'un petit noyau induré indolore à la queue de l'épididyme.

OBSERVATION VII (résumée).

Widal *(Bulletin de la Société clinique, 1877)*.

Orchite et épididymite avec œdème du scrotum au dixième jour de la convalescence d'une fièvre typhoïde adynamique.

Militaire pris au dixième jour de la convalescence de gonflement des bourses. Le scrotum est parsemé de petites veines sinueuses et infiltré dans toute son étendue. Le testicule droit est doublé de volume, mais indolore.

L'épididyme est induré de la tête à la queue. Au bout de huit jours, la guérison arrive, mais l'épididyme présente un petit noyau d'induration à la queue.

OBSERVATION VIII (résumée).

Widal, *Bulletin de la Société clinique, 1877)*.

Orchite et épididymite au vingtième jour de la convalescence, après une hématurie abondante dans une fièvre typhoïde de forme grave.

Militaire qui, au commencement de la convalescence, est pris d'une hématurie abondante. Douze jours après, orchite peu douloureuse du testicule droit, avec épididymite sans épanchement dans la tunique vaginale, sans engorgement des veines et sans écoulement urétral. Au bout de six jours, le malade quitte l'hôpital, n'ayant plus qu'un petit noyau induré sur la queue de l'épididyme.

Observation IX (résumée).

Sabourin *(Bulletin de la Société clinique de Paris*, 1878).

Orchite parenchymateuse dans la convalescence de la fièvre
typhoïde.

Homme de trente-quatre ans, atteint d'une fièvre typhoïde
légère.

Le onzième jour de la convalescence, il ressent une douleur
assez vive dans le testicule droit. Le scrotum est volumineux.

Le testicule est énorme et excessivement douloureux à la pression. Phénomènes à peine sensibles à l'épididyme. La tunique
vaginale est intacte.

Du côté gauche, on constate un petit kyste de la tête de l'épididyme. Lorsque la douleur du côté droit a disparu, on constate également de ce côté un petit kyste de la tête de l'épididyme. Au
bout de dix jours, le malade est complètement guéri.

Observation X (résumée).

Hanot *(Archives générales de médecine*, 1878).

Orchite droite dans le cours d'une fièvre typhoïde de moyenne
intensité.

Jeune homme de vingt et un ans qui, le seizième jour de la
fièvre typhoïde, est pris d'une forte douleur dans l'aine droite,
s'irradiant dans la direction du cordon, jusque dans le testicule,
et remontant de temps en temps jusqu'à la région lombaire. Le
scrotum est légèrement tendu et rosé. On ne trouve pas d'épanchement dans la vaginale.

Le testicule droit est plus dur, légèrement plus gros que celui de gauche. La pression est douloureuse, surtout au niveau de l'extrémité antérieure de l'organe.

L'épididyme est intact et indolore. La douleur est localisée dans le testicule ; rien sur le trajet du cordon. État général toujours le même.

Le lendemain, la douleur a diminué d'intensité.

Dix-neuf jours après, le malade est complétement guéri de sa fièvre typhoïde, mais le testicule droit est manifestement diminué de volume.

Observation XI (résumée).

(Hanot, Archives générales de médecine, 1878.)

Epididymite droite dans la convalescence
d'une fièvre typhoïde.

Un homme de quarante ans est atteint d'une fièvre typhoïde de moyenne intensité. Le vingt-cinquième jour après le début de la maladie, en pleine convalescence, le scrotum à droite devient rouge, tuméfié ; au toucher, on sent une induration épididymaire, et le testicule semble un peu augmenté de volume. Cette épididymite céda en huit jours, par le repos et les cataplasmes.

Quelques jours après, suppuration considérable dans la cuisse droite avec décollement étendu. Drainage. Le malade sort guéri.

Observation XII (résumée).

(Hanot, Archives générales de médecine, 1878.)

Orchite droite dans le cours d'une fièvre typhoïde
de moyenne intensité.

Un homme de trente-deux ans accuse, le dix-neuvième jour de sa maladie, de la douleur dans le testicule droit, qui est augmenté de volume, La moindre pression est insupportable. Il n'y a pas d'épanchement dans la tunique vaginale. La moitié droite du scrotum est d'un rouge vif, tendue, luisante, Pas d'écoulement urétral.

Le malade affirme qu'il n'a jamais eu de blennorragie.

Huit jours après le début de la maladie, le testicule diminue de volume, la rougeur du scrotum a disparu.

La douleur est insignifiante.

Le malade sort complètement guéri dix jours après.

OBSERVATION XIII (résumée).

(G. Duffey, Dublin, Journal of medical science, 1882.)

Orchite droite suppurée, survenue pendant la convalescence
d'une fièvre typhoïde assez grave.

Dans la convalescence d'une fièvre typhoïde assez forte, un sergent a le testicule droit subitement pris. Le gonflement persiste. Au bout de vingt-cinq jours, on constate une fluctuation profonde en un point du testicule. L'abcès ouvert laisse échapper une grande quantité de pus et de matière. Pendant quelque temps, le malade ressent encore des élancements dans le testicule, puis la guérison arrive.

OBSERVATION XIV (résumée).

(Hamilton, the Lancet, 1882.)

Orchite droite survenant dans la convalescence
d'une fièvre typhoïde très intense.

Jeune officier atteint d'une fièvre typhoïde très intense. Vingt jours après le commencement de la convalescence, alors qu'il était constipé depuis trente-six heures, il ressent tout à coup une douleur violente dans la fosse iliaque droite. L'examen révèle la présence d'une orchite du testicule droit avec fièvre intense. Le malade guérit très vite.

Observation XV (résumée).

(Sevestre, *Union médicale*, 1882.)

Orchite droite survenant le treizième jour de la convales-cence d'une fièvre typhoïde de moyenne intensité chez un homme de quarante-sept ans.

Pendant la convalescence, le malade ressent tout à coup une douleur vive dans le testicule droit.

Le testicule devient volumineux, dur et très douloureux ; la bourse droite est rouge et tendue ; l'épididyme paraît sain, le cordon est légèrement douloureux.

Au bout de vingt jours, le malade est guéri.

Observation XVI (résumée).

(Edward Manly, *the Lancet*, 1882.)

*Orchite aiguë dans la convalescence
d'une fièvre typhoïde légère.*

Un malade convalescent d'une fièvre typhoïde de forme légère est atteint brusquement d'une orchite du côté gauche, accompagnée d'une sensibilité extrême des deux mollets.

Le testicule devient gros et douloureux et cet état aigu persiste une dizaine de jours.

Le scrotum est rouge ; pas d'écoulement urétral, pas d'épididy-mite, le cordon spermatique est cependant un peu plus sensible qu'à l'état normal.

Au bout de dix jours, tous les phénomènes d'inflammation disparaissent.

Observation XVII (résumée).
(Larquier, thèse de doctorat, Paris 1882.)

Epididymo-orchite gauche survenant au début de la
convalescence d'une fièvre typhoïde légère.

Homme de vingt-trois ans qui, au début de la convalescence
d'une fièvre typhoïde ayant évolué rapidement, se plaint d'une douleur vive dans le testicule gauche et, depuis la veille, d'une sensation
de cuisson assez vive à la fin de la miction. On ne trouve aucune
trace d'écoulement du côté de l'urètre. Le malade, au reste, nie
tout antécédent vénérien ; il affirme ne pas avoir reçu de traumatisme sur le testicule ; il est en outre certain que le malade n'a pas
quitté son lit depuis son entrée dans le service.

Le testicule est augmenté de volume et très douloureux à la
pression.

Le scrotum est légèrement tuméfié, un peu rouge.

Deux jours plus tard, le testicule est tuméfié, de la grosseur
d'un œuf ; le scrotum rouge, violacé ; les douleurs provoquées par
la pression sont très vives.

Ces douleurs sont accompagnées d'élancements douloureux dans
le cordon qui cependant ne semble pas participer à l'inflammation.

L'épididyme est dur et excessivement tuméfié. On constate un
léger épanchement dans la tunique vaginale. Le gonflement épididymaire a diminué quarante-huit heures plus tard ; la pression du
testicule est toujours très douloureuse. Les douleurs spontanées
sont amoindries.

Trois jours après, le testicule est revenu à son état normal.
L'épididyme est mou, encore un peu gros, mais sans douleur à la
pression.

Toute trace d'inflammation a disparu dix jours après, cependant
l'épididyme est toujours un peu gros. Ce gonflement est mou et
nullement douloureux.

— 38 —

On revoit le malade un mois plus tard. A cette époque le testicule gauche est normal ; l'épididyme du même côté est toujours un
peu volumineux et présente une légère induration au niveau de sa
tête.

Le malade se sent complètement guéri et ne se plaint nullement
de cette induration épididymaire.

Observation XVIII (résumée).

(Larquier, thèse de doctorat, Paris 1882.)

*Orchite gauche survenant à la fin d'une fièvre typhoïde
d'intensité moyenne.*

Jeune homme de constitution chétive se plaint d'une douleur
du testicule gauche au moment où la fièvre typhoïde marchait à
grands pas vers la convalescence. La peau du scrotum de ce côté
est rouge, tendue ; le testicule est gonflé, dur, très douloureux
à la pression. L'épididyme est indolore et nullement inflammé.

On ne peut découvrir dans les antécédents du malade ni syphilis, ni blennorragie ; il affirme ne pas s'être levé.

Le lendemain, les douleurs spontanées sont plus vives, le
scrotum est rouge, tendu. Le palper cause des douleurs très vives
au malade, néanmoins, on peut constater une tuméfaction énorme
du testicule et de l'épididyme qui est manifestement tuméfié.

Le cordon empâté et rénitent est le siège de douleurs très vives
lorsqu'on le comprime.

Le quatrième jour de la maladie, le malade éprouve de moins
vives douleurs, l'examen est plus facile, mais les organes sont toujours tuméfiés.

Le cinquième jour l'amélioration s'accentue. Le scrotum est bien
moins rouge, moins tendu ; le testicule moins tuméfié ; on sent
nettement encore la tuméfaction de l'épididyme ; les douleurs
spontanées ont presque entièrement disparu et le malade supporte
l'examen sans éprouver cette douleur excessive des premiers jours.

Les accidents qui s'étaient montrés du côté du cordon sont eux-mêmes sensiblement amoindris.

L'état général du malade est satisfaisant, pas de fièvre.

Pendant les trois ou quatre jours qui suivent on peut encore constater un peu de tuméfaction du testicule et surtout de la tête de l'épididyme, mais les douleurs ont complètement cessé.

Observation XIX (résumée).
(Ollivier, Revue de médecine, 1883.)

Fièvre typhoïde de moyenne intensité qui dure vingt-cinq jours.— Développement d'une orchi-épididymite le onzième jour de la convalescence. — Extension à l'épididyme et au cordon. — Guérison au bout de quinze jours.

Etudiant de vingt-cinq ans, atteint d'une fièvre typhoïde de moyenne intensité, dans le courant de laquelle il ne survient pas d'accident.

Onze jours après le début de la convalescence, il ressent un peu de gêne, de tiraillement dans l'aine du côté gauche.

Le lendemain, une douleur assez vive se fait sentir dans le testicule gauche qui est augmenté de volume.

Le malade est obligé de s'aliter, et la douleur persiste pendant huit jours.

Le testicule est induré quelque temps, mais revient à son volume normal; cependant il est demeuré plus sensible au toucher que le testicule droit.

Observation XX (résumée).
(Ollivier, Revue de médecine, 1883.)

Fièvre typhoïde à forme muqueuse. Le vingtième jour de la maladie, au commencement de la convalescence, orchite du testicule droit. — Guérison.

Jeune homme de quatorze ans atteint d'une fièvre typhoïde légère.

Le vingtième jour, au moment où commençait la convalescence, il ressentit. en se réveillant, une douleur dans l'aine du côté droit. Le testicule de ce côté était gonflé et légèrement douloureux. La peau du scrotum était rouge et œdémateuse. La tumeur constituée par la glande avait le volume d'un œuf de poule. Légère douleur dans le cordon au niveau de l'anneau.

Purgatif et cataplasmes.

Au bout de huit jours, tout était terminé.

OBSERVATION XXI (résumée).

(Tavel, Correspond. Bl. f. Sch. Aertze, 1882.)

Orchite gauche survenue pendant la convalescence d'une fièvre typhoïde. — Petits abcès fluctuants à la surface du testicule. — Le pus ne renfermait pas d'autres organismes que le bacile d'Eberth.

Orchite du testicule gauche survenue pendant la convalescence d'une fièvre typhoïde. Symptômes locaux habituels; fièvre oscillant entre 38°5 et 39 degrés.

Au bout de cinq semaines, la fièvre tombe. A ce moment, le testicule, gros comme une petite pomme et adhérent à ses enveloppes, présente de petits abcès fluctuants à la surface. Toutes les autres portions de l'appareil génital sont saines.

Le jour de la chute de la fièvre, on pratique une ponction aseptique qui ramène du pus.

Ce pus est ensemencé dans des tubes de gélatino-peptone ; on constate qu'il ne renferme que du bacille d'Eberth.

Observation XXII (résumée).

(Pein, *Section pyogène du bacille typhique*, 1891.)

Orchite droite pendant la convalescence d'une fièvre typhoïde. — Suppuration au bout de quarante jours. — Fonte purulente du testicule. — Le pus ensemencé donne des colonies de bacille d'Eberth pur.

Fièvre typhoïde ayant présenté une rechute au vingt-sixième jour. Au trente-quatrième jour, quatre jours après la cessation de la rechute, apparaît une douleur peu vive dans le testicule droit ; en même temps les phénomènes généraux et locaux augmentent progressivement.

L'épididyme ne participe pas à l'inflammation.

Une ponction faite sept jours après le début de l'orchite ne donne issue à aucun liquide.

Le dixième jour, la température s'élève brusquement.

A partir du douzième jour, la température reste normale, mais l'inflammation testiculaire ne s'amende pas.

Vers le quarantième jour, la peau menace de s'abcéder. On fait une ponction qui donne issue à du liquide blanchâtre.

Trois jours plus tard, apparition d'un deuxième abcès qu'on ouvre; un bourbillon blanchâtre composé de tubes séminifères très nets s'élimine.

Le malade sort guéri, mais le testicule droit a subi la fonte purulente. L'épididyme est indemne.

Le liquide retiré par la ponction est ensemencé sur agar, sur gélatino-peptone et sur sérum.

Dès le lendemain, on trouve des colonies de bacille d'Eberth pur.

Observation XXIII (résumée).

Jaccoud *(Annales des maladies des organes génito-urinaires*, 1891).

Orchite droite survenue pendant la convalescence d'une dothié-nentérie. Au bout d'un mois, suppuration due au bacille d'Eberth.

Il s'agit d'un malade atteint d'une dothiénentérie suivie d'une orchite droite au moment où la convalescence commençait. Locale-ment, l'orchite débuta par des douleurs d'abord peu vives qui augmentèrent peu à peu d'intensité. Le gonflement du testicule alla croissant pendant plus d'un mois et s'accompagna de rougeur très vive de la peau.

Les douleurs envahirent tout le trajet du cordon, mais l'épidi-dyme demeura indemne.

Au bout d'un mois, la suppuration se manifesta sous forme d'une petite pustule d'où s'écoula une certaine quantité de pus.

Quinze jours plus tard, deuxième pustule suivie de l'élimination d'un bourbillon de parenchyme testiculaire.

La suppuration persista un mois. Celle-ci était due au bacille d'Eberth pur, on n'y a trouvé aucun organisme pyogène.

Observation XXIV (résumée).

Girode. *(Archives générales de médecine,* 1892).

Épididymite typhoïdique droite suppurée. L'ensemencement du pus donne des cultures pures du bacille d'Eberth.

Jeune homme de vingt-cinq ans, entre le 22 mai 1891 à Beau jon, au quinzième jour d'une fièvre typhoïde confirmée.

Le 30 mai, on constate une épididymite droite avec intégrité apparente du testicule. Pas de blennorragie. Rien du côté de l'urètre.

Le malade meurt le 5 juin de lésions pulmonaires.

L'autopsie confirme le diagnostic de dothiénentérie.

L'épididyme contenait un pus crémeux et jaunâtre dans lequel on trouva le bacille d'Eberth pur par des ensemencements du pus dans du bouillon et sur pomme de terre.

Deux souris inoculées dans le péritoine avec 1/2 centimètre cube de bouillon en culture de vingt-quatre heures moururent en quarante-huit heures. On trouva des bacilles d'Eberth dans tous leurs organes.

Il s'agissait d'une épididymite interstitielle et extra-canaliculaire.

OBSERVATION XXV (résumée).

Berthoud *(Archives de médecine*
et de pharmacie militaires, 1897).

Epididymo-orchite droite apparaissant au début de la convalescence d'une fièvre typhoïde de moyenne intensité et précédée de deux abcès ganglionnaires dont la guérison est prompte.

Jeune homme de vingt ans, entre le 28 novembre 1888 à l'hôpital militaire de Tenès, au huitième jour d'une fièvre de moyenne intensité. Cette fièvre évolue sans incident notable jusqu'au 17 novembre ; à ce moment, le malade appelle l'attention sur deux petits abcès ganglionnaires qui siègent l'un à la région sous-maxillaire, l'autre au-devant de l'oreille du côté droit. Ces abcès sont incisés, la cicatrisation facile et prompte.

La convalescence est troublée le 30 décembre par des phénomènes de réaction du côté de l'abdomen. Il existe à l'épigastre une douleur aiguë qui s'irradie aux régions latérales du ventre et principalement à la fosse iliaque droite.

Le 4 janvier, tout rentre dans l'ordre.

Le 7 janvier, le malade éprouve au niveau du testicule droit une vive douleur qui a débuté sourdement depuis trois jours sans attirer spécialement son attention ; mais, depuis la veille, le testicule a augmenté de volume et les douleurs se sont accentuées. La température est normale. Localement, il n'existe ni rougeur, ni œdème du côté des bourses. La tuméfaction de la glande séminale, très sensible au toucher, porte surtout sur l'épididyme qui est induré dans toute son étendue, sans bosselures, et coiffe le testicule ; celui-ci, peu gonflé, est néanmoins fort douloureux et donne aux doigts qui l'explorent une sensation de fermeté, de tension plus grande qu'à l'état normal. Il y a très peu d'épanchement dans la vaginale.

Le malade n'a jamais eu d'affection vénérienne, la pression du canal de l'urètre n'amène aucune goutte au méat, mais il se plaint d'avoir des besoins d'uriner plus fréquents et d'éprouver une certaine ardeur le long du canal pendant les mictions.

Sous l'influence d'un traitement très simple (élévation des bourses, bains de siège, onctions de pommade mercurielle belladonée), la résolution de cette orchite se fit rapidement, puisque le malade put sortir de l'hôpital le 17 janvier, ne conservant plus qu'une légère induration au niveau de la queue de l'épididyme.

OBSERVATION XXVI (résumée).

(Berthoud, Archiv. de méd. et de pharm. militaires, 1897.)

Orchite gauche survenant au début de la convalescence
d'une fièvre typhoïde adynamique.

Soldat entré le 24 octobre 1892 à l'hôpital du Dey (Alger). Cet homme a été atteint d'une fièvre typhoïde adynamique qui a évolué sans phénomènes bruyants et sans températures excessives.

Le 13 novembre, au moment où la convalescence s'établissait apparut une complication testiculaire dont le développement fut marqué par une ascension brusque de la température, qui passa de 36 degrés à 39 degrés.

14 novembre. — Le malade se plaint de vives douleurs dans le testicule gauche. L'exploration de l'organe est difficilement supportée et arrache des plaintes au malade. Pas d'épanchement

appréciable dans la vaginale. L'épididyme indurée dans toute sa hauteur, sans bosselures, coiffe le testicule comme dans l'épididymite blennorragique. De plus, la glande elle-même, comparée à celle du côté opposé, est doublée de volume, très dure et douloureuse. Le malade affirme n'avoir jamais eu de blennorragie, la pression de l'urètre n'amène pas de goutte au méat, mais le passage de l'urine éveille de la cuisson sur le trajet du canal.

16 novembre. — Le testicule et l'épididyme sont moins volumineux, mais toujours indurés. Même cuisson par le passage de l'urine; en outre, la pression du canal fait sourdre au méat une goutte de muco-pus blanchâtre, épais et filant.

17 novembre. — La résolution continue sa marche, il n'y a plus de douleurs spontanées du testicule, qui est encore sensible à la pression. Plus de goutte au méat, mais persistance de la sensation d'ardeur pendant la miction.

18 novembre. — Le volume de l'épididyme a diminué de plus de moitié depuis le début des accidents. Le testicule lui-même est plus souple et la pression n'y provoque plus de douleur. Du côté de l'urètre, le malade se plaint de besoins d'uriner fréquents, surtout la nuit, et la cuisson est plus vive à la fin de la miction.

Ces symptômes, qui indiquent l'inflammation de l'urètre postérieur, persistent les jours suivants, tandis que la résolution de l'orchite se prononce.

24 novembre. — Le testicule est normal comme volume et comme consistance. Il n'y a plus dans l'épididyme que deux noyaux indurés situés, l'un au milieu de la tête de l'organe, l'autre au niveau de sa queue. Il n'existe plus aucune douleur.

Les envies d'uriner pendant la nuit sont toujours plus fréquentes que normalement; le malade ne souffre plus en pissant. L'urine recueillie est légèrement trouble.

4 décembre. — Le malade s'est levé pour la première fois et a recommencé à souffrir du testicule.

5 décembre. — L'épididyme est complètement induré, au moins triplé de volume et coiffe le testicule qui ne paraît pas atteint.

Dès le 8, pas de douleur pendant la miction, mais l'urine contient quelques flocons de mucus.

9 décembre. — L'épididyme va parfaitement, on ne sent presque plus les noyaux indurés. Le malade se lève toujours deux fois par nuit pour uriner et l'urine renferme un dépôt muco-purulent assez abondant.

12 décembre — Cinq mictions, pas de dépôt dans l'urine qui est simplement nuageuse.

16 décembre. — Deuxième rechute de l'orchite ; la tuméfaction porte principalement sur la tête de l'épididyme, mais le reste de l'organe est induré. Le testicule est également dur et douloureux à la pression.

Le malade quitte l'hôpital le 25 décembre. Le testicule semble normal. Du côté de l'épididyme, on sent un léger empâtement au niveau de la tête et de la queue où la pression un peu forte est encore douloureuse. Depuis quatre ou cinq jours, l'urine renferme un peu de muco-pus et il y a encore deux mictions non douloureuses pendant la nuit.

OBSERVATION XXVII (résumée).

(Messerer et Gasser, *Archives de médecine et de pharmacie militaires, 1895.*)

Orchi-épididymite gauche précédée de douleurs cuisantes le long du canal de l'urètre survenant chez un soldat de vingt-trois ans au début de la convalescence d'une fièvre typhoïde grave.
Résolution prompte.
Le testicule ponctionné donne une goutte de liquide qui fournit une culture de bacille d'Eberth pur.

Soldat, âgé de vingt-trois ans, entre, le 16 juillet, à l'hôpital avec tous les signes d'une fièvre typhoïde ; il se dit malade depuis dix jours. Sa maladie évolue avec des symptômes graves et des températures très élevées.

12 août. — L'apyrexie est complète.

19 août. — Au réveil, le malade se plaint de douleurs cuisantes

le long du canal de l'urètre; il a rendu des urines rouges mélangées de sang.

21 août. — Les hématuries et les douleurs urétrales ont cessé, mais dans la nuit le testicule gauche s'est tuméfié, il est très douloureux au contact. Il est augmenté du double et dur dans toutes ses parties. L'épididyme est également dur. La vaginale est indemne.

23 août. — On pratique une ponction dans le testicule, on en retire une goutte de liquide qui sert aux ensemencements.

26 août. — Le cordon s'est tuméfié, il est uniformément dur et sensible au toucher.

1ᵉʳ septembre. — La fluxion testiculaire est en voie de disparition; le cordon est revenu à son état normal.

5 septembre. — Il persiste un peu d'induration du testicule, l'épididyme conserve une dureté un peu plus considérable.

10 septembre. — La guérison est complète, le testicule touché par l'inflammation ne se distingue plus de son congénère sain. L'épididyme est à peine plus résistant sous le doigt que normalement.

Examen bactériologique. — Le produit de la ponction du testicule a été immédiatement ensemencé dans un tube de bouillon de bœuf peptonisé. Quelques gouttes de ce premier tube ont été successivement portées dans des tubes de bouillon phéniqué ou normal. Il s'est développé dans tous ces tubes une culture pure de bacille d'Eberth.

OBSERVATION XXVIII (résumée).

(Sallès et Barjon, *Gazette des hôpitaux*, 1896.)

Orchite droite ayant débuté pendant la convalescence d'une dothiénentérie et ayant évolué vers la suppuration.
Bacille d'Eberth pur dans le liquide retiré par la ponction.

Malade entré, le 3 novembre, à l'Hôtel-Dieu, atteint de fièvre typhoïde. Il est soumis à la méthode des bains froids. La maladie évolue sans incident et, à partir du 24 novembre, l'apyrexie est complète.

12 décembre. — Le malade est pris de vives douleurs avec gonflement dans le testicule droit. La température marque 40 degrés.

On trouve de la rougeur au niveau de la peau qui recouvre le testicule droit. L'épididyme est également gonflé et douloureux à la pression. Le cordon est gros et légèrement sensible à la pression.

14 décembre. — On voit suinter à l'orifice urétral quelques gouttes d'un liquide louche séro-purulent qui contient des globules de pus et des cellules épithéliales desquamées.

15 décembre. — La température est normale. L'épididyme paraît plus gonflé que le testicule, la peau du scrotum est rouge et œdématiée.

17 décembre. — On ponctionne en plein testicule et on ramène quelques gouttes de sérosité sanguinolente avec laquelle on ensemence trois tubes de bouillon.

18 décembre. — Les douleurs sont moins vives, soit spontanément, soit à la pression. La température est normale, mais le gonflement a encore augmenté ; il est impossible de distinguer le testicule de l'épididyme.

Il y a un peu d'épanchement dans la vaginale.

23 décembre. — La tumeur conserve le même volume. La douleur à la pression a beaucoup diminué. Pas de fièvre.

Il y a toujours de la fluctuation à la partie inféro-interne.

28 décembre. — La tuméfaction a plutôt regressé, mais la fluctuation est devenue plus nette et plus étendue. On la perçoit sur la face antérieure et jusqu'à la portion moyenne. Une ponction ramène du pus crémeux avec lequel on ensemence deux tubes de bouillon phéniqué.

30 décembre. — Le malade quitte l'hôpital ; son état général est bon, mais les signes locaux ne se sont pas amendés.

Les trois tubes de bouillon ensemencés le 17 avec le liquide retiré par la première ponction ont donné des cultures de bacille d'Eberth.

Les bouillons phéniqués et lactosés ensemencés le 28 ont donné des cultures absolument pures de bacille d'Eberth, on n'y a trouvé aucun autre micro-organisme.

OBSERVATION XXIX

(Recueillie dans le service de M. le médecin principal Aubert, à l'hôpital Villemanzy.)

Épididymo-orchite droite survenant au commencement de la convalescence d'une fièvre typhoïde grave chez un soldat âgé de vingt-deux ans.

A...., soldat au 98⁰ régiment d'infanterie, est envoyé en Tunisie, où il fait un séjour de huit mois. Pendant ce temps, rien de particulier à signaler.

Le jour même de son arrivée en France, il éprouve une lassitude générale, accompagnée de céphalée et de diarrhée.

Le malade entre le 2 octobre à l'hôpital Villemanzy avec tous les signes d'une dothiénentérie.

Il a le ventre douloureux et ballonné ; on ordonne des applications de glace sur l'abdomen et des pilules d'opium.

Le ballonnement disparaît, et le 7 novembre on commence à traiter le malade par les bains froids.

18 octobre. — La température qui avait depuis le début oscillé entre 39 et 40 degrés commence à s'abaisser à 38°,2.

On cesse les bains le 22, car la température ne s'élève plus au-dessus de 39 degrés.

8 novembre. — Le malade commence à prendre quelques aliments légers, la température prise le matin a donné 36°,7.

9 novembre. — On note une ascension brusque de la température, elle atteint 38°,5. A la visite, le malade déclare avoir éprouvé la veille une sensation de pesanteur dans le ventre avec des fourmillements dans le testicule droit.

On constate que le testicule est considérablement augmenté de volume, il égale au moins deux fois le testicule sain.

Il n'existe ni rougeur ni œdème du côté des bourses.

La tuméfaction porte également sur le testicule et sur l'épididyme. Il n'y a pas d'épanchement appréciable dans la vaginale.

Le malade affirme n'avoir jamais eu de blennorragie, et la
pression de l'urètre n'amène pas de goutte au méat.

Le cordon est gros et légèrement sensible à la pression forte.
Les organes atteints ne sont pas douloureux spontanément.

L'exploration de la glande ne détermine aucune douleur ; la
pression très forte est seule légèrement douloureuse.

10 novembre. — Température 36°,3 le matin, 39° le soir.

Le ventre n'est plus douloureux. Le testicule, l'épididyme et le
cordon ont augmenté de volume. Les organes donnent aux doigts
qui les explorent une sensation de fermeté, de tension plus grandes
qu'à l'état normal.

13 novembre. — Température, 36°,2 le matin, 36°,5 le soir.

Le testicule est toujours indolore ainsi que l'épididyme et le
cordon ; son volume égale trois fois environ celui du testicule
sain.

14 novembre. — Température 36°, 5 le matin, 36°,5 le soir.

L'état général du malade est excellent, l'alimentation est re-
prise.

L'épiderme du scrotum s'enlève facilement.

Le testicule droit a le volume d'un œuf de poule, mais sa consistance a légèrement diminué. L'épididyme est également moins
dur et difficile à délimiter.

16 novembre. — Le testicule et l'épididyme commencent à diminuer de volume. Pas de douleur. État général très bon.

23 novembre. — La diminution de volume du testicule s'est
accentuée, le cordon est de la grosseur du petit doigt.

La pression forte n'est pas douloureuse.

On sent à la queue de l'épididyme un noyau assez dur du volume
d'une noisette.

29 novembre. — Le testicule droit est considérablement diminué
de volume. Le cordon est toujours très gros et empâté. Le noyau
persiste induré à la queue de l'épididyme.

2 décembre. — Le testicule droit qui avait presque atteint le

volume normal, a légèrement augmenté de volume. Le cordon est
gros et empâté. Pas de douleur spontanément et à la pression. Le
malade éprouve une sensation de pesanteur assez marquée dans le
testicule atteint à la fin de la journée ou lorsqu'il est resté longtemps debout. Etat général excellent.

4 décembre. — Le testicule reste toujours gros, sa consistance
est normale. Le cordon atteint le volume d'un doigt, le noyau induré
de l'épididyme n'a pas subi de transformation. L'état général est
très bon, le malade marche sans souffrance. Le malade quitte
l'hôpital le 16 décembre. Le testicule droit, dont la consistance
est normale, égale environ deux fois la glande saine, le cordon est
toujours gros et empâté. Le noyau de l'épididyme persiste. On
ne trouve pas trace de fluctuation. Le malade n'éprouve aucune
souffrance. Son état général est excellent.

OBSERVATION XXX (inédite).

(Due à l'obligeance de M. le professeur Poncet.)

*Epididymo-orchite gauche survenue dans une rechute au
trente et unième jour d'une fièvre typhoïde et concomitante
d'une ostéo-périostite de l'extrémité supérieure du cubitus
du même côté.*

X..., âgé de dix ans, habitant l'Algérie, présenta dans les premiers jours de décembre 1891 tous les signes d'une fièvre typhoïde. Cet enfant fut traité d'une façon méthodique par les bains
froids.

Atteint d'une fièvre typhoïde de forme sévère, il ne présenta
aucune complication. Depuis quelques jours la température était
tombée au-dessous de 38°5 et le petit malade semblait être entré en
convalescence lorsqu'il se plaignit de douleurs vives dans le coude
gauche.

Ces douleurs paraissant nécessiter un traitement chirurgical,
M. le professeur Poncet fut mandé en Algérie auprès du malade.

A son arrivée, il constata les signes d'une ostéo-périostite de l'extrémité postéro-supérieure du cubitus caractérisée en outre de la douleur spontanée et vive, surtout à la pression, par un peu d'empâtement des parties molles sus-jacentes et une légère rougeur de la peau.

Dans la crainte d'une suppuration imminente, M. le professeur Poncet décida une intervention chirurgicale qu'il pratiqua le lendemain après éthérisation.

Sur le point douloureux maximum, il fit une large incision comprenant le périoste et allant jusqu'au squelette sous-jacent.

Le périoste était épaissi et l'os sous-jacent plus vasculaire qu'à l'état normal. Il trouva à ce niveau tous les signes d'une ostéo-périostite avec un très léger exsudat, mais sans constater cependant l'existence de suppuration.

Trois jours après cette intervention, le malade se plaignit d'une douleur dans le testicule gauche.

A l'examen, M. le professeur Poncet constate un peu d'augmentation de volume de l'épididyme dans sa totalité avec hypertrophie légère du testicule et pense qu'il s'agit d'un peu de vaginalite exsudative ou d'une légère orchite concomitante.

On se contenta comme traitement du repos complet au lit avec application continue de petits cataplasmes de farine de lin.

Les suites de l'opération furent des plus simples. Il en fut de même de cette épididymo-orchite complètement guérie quelques jours après et dont l'enfant ne conserva dans la suite aucune trace.

Ce jeune homme a été revu plusieurs fois par M. le professeur Poncet ; le testicule et l'épididyme du côté gauche ne présentent rien d'anormal.

CHAPITRE VI

TRAITEMENT

L'orchite typhique se contente le plus souvent d'une thérapeutique peu compliquée. La première indication est de diminuer la douleur. Dans ce but le malade gardera le repos au lit; les bourses seront soutenues par un suspensoir ouaté.

On doit éviter de recourir aux émissions sanguines qui seraient dangereuses à cause de l'affaiblissement du malade par la dothiénentérie.

Il faut recourir aux bains de siège, aux cataplasmes, aux compresses imbibées d'eau blanche qui soulagent beaucoup le malade et suffisent à amener la guérison dans les cas simples.

On a également employé des onctions de pommade mercurielle belladonée.

Dès qu'on constate la présence du pus, il faut ouvrir, déterger et drainer le foyer purulent.

CONCLUSIONS

I. On observe quelquefois à la période d'état, plus
souvent pendant la convalescence de la fièvre typhoïde
chez l'homme, des complications du côté des organes géni-
taux externes (orchi-épididymite).

Il s'agit le plus souvent de lésions plastiques. La suppuration serait survenue dans 1/5 des cas.

D'aprés les trente-neuf observations que nous avons pu
rassembler, nous avons constaté :

1° Que le plus souvent le testicule et l'épididyme sont
pris à la fois (vingt et un cas) ;

2° Que l'orchi-épididymite est plus fréquente du côté
droit (dix-neuf fois à droite, quatorze fois à gauche).

II. Nous avons observé neuf cas où le testicule était
seul atteint et présentait une tuméfaction générale.
Exceptionnellement l'inflammation ne porte que sur l'épididyme (un cas).

Cet organe est induré en totalité ou présente des noyaux
perceptibles au toucher.

Le cordon est le plus souvent doublé ou triplé de volume.

La vaginale participe rarement à l'inflammation ; lorsqu'elle contient un exsudat séreux, celui-ci est très peu abondant.

III. Les recherches bactériologiques ont démontré qu'il faut attribuer au bacille d'Eberth seul tous les cas d'orchite simple et le plus grand nombre des cas d'orchite suppurée.

La suppuration est due exceptionnellement à une infection secondaire (un cas).

IV. Ce n'est pas dans la gravité de la dothiénentérie ou dans une lésion antérieure des organes atteints qu'il faut chercher la cause de l'épididymo-orchite.

Elle succède le plus souvent aux cas de moyenne intensité (trois fois la dothiénentiérie était grave, trois fois légère, trois fois à forme adynamique et vingt-cinq fois de moyenne intensité).

V. L'orchi-épididymite typhique débute brusquement par une douleur vive accompagnée d'une élévation notable de la température ou s'établit insidieusement avec une douleur peu accusée.

Elle peut être précédée ou accompagnée d'accidents variés du côté des voies urinaires (cinq cas), de suppurations en divers points du corps (deux cas) ou de lésions osseuses (ostéo-périostite du cubitus observée par M. le professeur Poncet).

VI. Les cas simples dont la durée varie de six à vingt-deux jours, se terminent le plus souvent par la guérison complète. Dans un quart de ces épididymo-orchites, on note la persistance d'un noyau induré sur l'épididyme.

Deux fois, dans cette forme cependant simple, l'atrophie du testicule aurait été observée.

Cette complication grave au point de vue de la fonction serait la règle dans les épididymo-orchites suppurées.

Sur huit cas de suppuration, nous notons trois fois la disparition complète de la glande. Dans les autres cas, une portion seulement du testicule a été éliminée.

VII. On doit diminuer la douleur par le repos et le suspensoir ouaté, recourir aux cataplasmes ou aux compresses imbibées d'un liquide résolutif; en un mot, employer le traitement de l'épididymo-orchite habituel.

Dès que la fluctuation est constatée, il faut ouvrir, déterger, drainer le foyer purulent.

BIBLIOGRAPHIE

Augagneur, Dictionnaire de Dechambre, art. Testicule.

Berthoud, Orchite thyphoïdique (Arch. génér. de médecine et pharmacie militaires, 1897).

Bouchut, Traité des maladies des nouveau-nés, 1867.

Cervelle, thèse de doctorat, Paris, 1874.

Chantemesse, Des suppurations froides dues au bacille d'Eberth, (Traité de médecine, art. fièvre thyphoïde, t. I).

Chedevergne, De la fièvre typhoïde et de ses manifestations (th. de Paris, 1864).

Cogombles, De l'orchite aiguë (th. de doctorat, Paris, 1858).

Duffey, Dublin journal of medical science, 1882.

Ellis, The Lancet, 1881.

Eloy, Orchite dothiénentérique (Union médicale, novembre 1882).

Eschner, Orchite ou épidédymite complication ou reliquat de fièvre thyphoïde (Revue générale de path. interne, 1898).

Farssac, De certains accidents qui compliquent la convalescence de la fièvre typhoïde, Paris 1872.

Fénoménow, Saint-Pétersbourg med. Wochens., 1878.

Fournier, Nouveau dict. de médec. et de chirurg. pratiques, art. Blennorragie, 1868.

Girode, Epididymite typhique suppurée. Rôle pyogène du bacille d'Eberth (Arch. génér. de médecine, 1892.)

Hamilton, the Lancet, 1882.

Hanly, the Lancet, 1882.

Hanot, Orchite suppurée avec élimination spontanée du testicule pendant la convalescence d'une fièvre typhoïde (Bull. sociét. anat. de Paris. 1873).

— Orchite dans la fièvre typhoïde (Arch. génér. de méd., Paris 1878).

Hardy, Etudes sur les inflammations du testicule et principalement sur l'épididymite et l'orchite blennorragique (th. de doct., Paris 1859).

Hutinel, th. d'agrégation, Paris, 1883.

Jaccoud, Ann. des mal. des organes génito-urinaires, 1891.

Larquier, L'orchite dans la fièvre typhoïde (th., Paris, 1882).

Laveran, Dict. encyclopédique des sciences médicales, art. Oreillons.

Messerer et Gasser, Arch. de méd. et de pharm. militaires, mars 1895.

Nélaton, Path. chirurgicale, 1859.

Ollivier, Contribution à l'histoire de l'orchite typhoïdique (Revue de médecine, 1883).

Pein, Sect. pyogène du bacille typhique.

Sabourin, Orchite parenchymateuse dans la convalescence de la fièvre typhoïde (Bull. de la Soc. Clin. de Paris, 1878).

Sadrain, De l'orchite dans la fièvre typhoïde (th. de doctorat, Paris, 1883).

Sallès et Barjon, Orchite typhoïdique (Gazette des hôpitaux, avril 1896).

Siredey, Complications de la période de déclin et de la convalescence de la fièvre typhoïde (J. de médec. et chirurg. pratiques, Paris, 1873).

Sorel, Mémoires et bullet. de la Soc. médic. des hôpitaux de Paris.

Tavel, Bacteriologische Mitheilungen. (Correspondenz Blatt f. schweizer Aerzte, p. 590, 1887).

Thiroloix et Ménétrier, th. de Paris, 1874.

Velpeau, Dict. de médec. ou répert. génér. des sci. médicales, art. Testicule, 1846.

Lyon. — Imp. A. Rey, 4, rue Gentil. — 22247